CONSIDÉRATIONS

SUR

L'ÉTIOLOGIE ET LE TRAITEMENT

DE L'ECZÉMA ET DU PSORIASIS

PAR

Le Docteur Henri MÉNARD

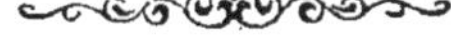

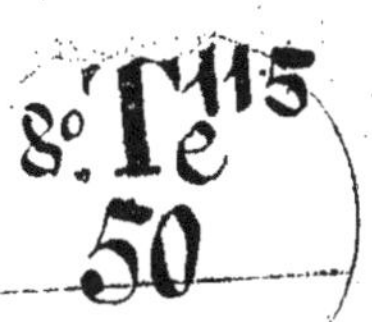

VITRY-LE-FRANÇOIS

Typographie J. DENIS et Cᵉ, rue Dominé de Verzet, 13.

1907

CONSIDÉRATIONS

SUR

L'ÉTIOLOGIE ET LE TRAITEMENT

DE L'ECZÉMA ET DU PSORIASIS

PAR

Le Docteur Henri MÉNARD

VITRY-LE-FRANÇOIS

Typographie J. DENIS et Cᵉ, rue Dominé de Verzet, 13.

1907

CONSIDÉRATIONS

SUR L'ÉTIOLOGIE ET LE TRAITEMENT

De l'Eczéma et du Psoriasis.

Dans une petite brochure, publiée tout récemment, nous avons démontré que, dans le cancer, comme dans la tuberculose, comme dans la syphilis, comme dans toute maladie infectieuse, il y a deux facteurs : un facteur de premier ordre, celui sans lequel il n'y a rien, la graine, le micro-organisme ; un facteur de second ordre, le terrain. Le cancer, la tuberculose, la syphilis constituent, disions-nous, une triade pathologique. La tuberculose reconnaît comme cause spécifique le bacille de Koch ; la syphilis, le treponema pallidum de Schaudinn ; le cancer est une affection parasitaire ; le parasite n'est pas encore connu. La tuberculose se développe de préférence sur les tempéraments lymphatiques ; le cancer, sur les tempéraments sanguins. La syphilis frappe tous les terrains.

Nous avons aussi montré, en nous appuyant sur le travail du Docteur Weber, que l'arthritisme, tel qu'on le conçoit aujourd'hui, n'existe pas. Ceux qui voudront essayer de résoudre ce problème, devront indiquer les maladies qu'il y a lieu de retenir, en faire connaître les causes, montrer le lien qui les réunit. Nous avons dit que, faute de notion plus précise, ce lien était constitué par ce que nous avons pour habitude d'appeler le tempérament sanguin. En face de cet ensemble d'affections, existe un autre groupe improprement désigné sous le nom de scrofule. Pour prouver l'exactitude de nos propositions, nous allons étudier aujourd'hui la pathologie de deux maladies, qui se développent sur ces deux sortes de terrains, deux dermatoses bien connues le psoriasis et l'eczéma.

CHAPITRE I.

Dans l'étude étiologique de deux affections cutanées, nous devons considérer successivement deux éléments bien distincts : l'intoxication et le terrain sur lequel elle agit.

L'intoxication, d'abord. Elle est indiscutable pour l'eczéma. Elle est endogène et exogène. Endogène : tout le monde sait que des poussées aiguës se manifestent chez les individus qui ont mangé des crustacés, comme les écrevisses, les homards, les langoustes, ou des mollusques, comme les huîtres, les moules, ou du poisson de mer, ou du gibier. Il se produit dans le tube digestif, notamment dans l'intestin, des fermentations anormales, donnant naissance à des ptomaïnes, qui pénètrent dans l'économie et l'infectent. Tous ces faits ont été étudiés et démontrés par M. le Professeur Gaucher. Il est très probable que l'intoxication se produit ou du moins est plus intense, quand il y a altération préalable des sucs digestifs, quand, par exemple, l'individu éprouve un malaise passager, un léger embarras gastrique, ou une émotion vive. L'apparition de la dermatose à la suite d'une colère, d'un grand chagrin, est un fait noté par les observateurs et qui trouve là son explication.

L'intoxication est exogène. L'application sur un point du corps d'une compresse de gaze salolée, de gaze iodoformée, l'application sur les membres inférieurs d'un

caleçon de coton, le contact du cuir de certains cha-
peaux avec la peau du front pendant les chaleurs de
l'été, détermine au point d'application l'apparition d'un
eczéma, qui peut ensuite se généraliser.

Les conditions exactes dans lesquelles se produit l'intoxication endogène du psoriasis nous sont inconnues ;
mais elles existent certainement. L'intoxication est
exogène ; car plusieurs fois l'éruption s'est manifestée
à la suite d'une vaccination.

Passons au terrain. Là encore nous trouvons un fait
indiscutable. Le psoriasis est l'apanage des tempéraments sanguins. L'eczéma est l'indice d'un tempérament lymphatique.

Les deux affections peuvent coexister chez le même
individu, bien que les auteurs anciens aient nié le fait,
et cette coïncidence indique bien l'alliage chez le même
sujet des deux tempéraments sanguin et lymphatique,
avec prédominance de l'un ou de l'autre. Ces notions
nous permettent déjà de comprendre des faits, qui
avaient été si mal interprétés par nos prédécesseurs.

Le parasite du cancer évolue de préférence sur les
terrains sanguins, et c'est sur ces terrains sanguins
seuls que se montre assez souvent le psoriasis. De là
vient que dans un certain nombre de cas on observe le
psoriasis et le cancer chez le même sujet. Les anciens
croyaient à tort à un rapport, constant suivant les uns,
fréquent suivant les autres, entre les deux affections.
Aujourd'hui, la plupart nient toute espèce de rapport.
D'autres croient à un rapport très restreint, existant
seulement dans quelques conditions qu'ils indiquent et
expliquent d'une manière fantaisiste. La vérité est qu'il

s'agit de deux maladies complètement indépendantes l'une de l'autre, mais pouvant évoluer sur un même terrain. De même le bacille de Koch se manifeste surtout sur les tempéraments lymphatiques et c'est sur ces terrains lymphatiques seuls que se montre souvent l'eczéma. De là vient que l'on observe assez souvent l'eczéma et la tuberculose chez le même sujet.

Mais les conditions étiologiques que nous venons d'exposer ne nous suffisent pas. Il y a encore une inconnue. Tous les individus plus ou moins lymphatiques mangent des crustacés, des mollusques, etc., et cependant il y en a un certain nombre qui n'ont jamais d'eczéma. Des gens robustes, sanguins, ont le même genre de vie et de nourriture que d'autres atteints de psoriasis, avec lesquels ils vivent ou avec lesquels ils ont des rapports fréquents ; ils se font revacciner, et cependant ils n'ont pas de psoriasis. Il faut donc, pour être atteint de la dermatose, obéir encore à une loi inconnue. C'est cette inconnue que nous allons essayer de dégager. Jusqu'ici nous procédions avec certitude. Désormais nous allons entrer dans le domaine de l'hypothèse, mais combien vraisemblable ! Vous allez en juger.

CHAPITRE II.

Il faut lire le travail remarquable publié par M. le
Docteur Delacour sur l'adénoïdisme ou syndrome adénoïdien. Il faut aussi consulter avec beaucoup de soin la
thèse si intéressante de Doctorat de M. le Docteur Trémolières sur l'entéro-colite muco-membraneuse (thèse
de Paris, 1906). Voici la doctrine. L'entéro-colite muco-
membraneuse et l'appendicite d'une part, les rhinites
atrophique et hypertrophique et les végétations adénoïdes, d'autre part, ainsi que certains troubles de la
nutrition générale, sont liés les uns aux autres dans la
plupart des cas. Ils ont pour substratum commun un
trouble trophique des glandes adénoïdes et muqueuses.
Ils ne constituent, en réalité, qu'un vaste syndrome
nommé par M. le Docteur Delacour, adénoïdisme ou
syndrome adénoïdien.

Le syndrome adénoïdien, constitué à la fois par les
manifestations intestinales et nasales et par les troubles
de la nutrition générale qui leur sont communs, dépend
d'une insuffisance relative de la glande thyroïde. Il en
est de même de certains rhumatismes chroniques, depuis
de simples arthralgies jusqu'aux arthrites ankylosantes;
de même, de certaines migraines. Le corps thyroïde
lésé subit des altérations micro ou macroscopiques qui
se traduisent par de l'hypothyroïdie. Ainsi se trouve
constitué un myxœdème fruste dont l'intensité corres-
pond au degré des lésions de la thyroïde.

Eh bien, je vous le demande, les eczémateux ne sont-ils pas souvent, que dis-je ! généralement des adénoïdiens ! Et parmi ces rhumatismants chroniques ou migraineux, ne rencontre-t-on pas aussi les lésions du psoriasis ! Là aussi il faut incriminer l'hypothyroïdie. Le myxœdème fruste produit des troubles trophiques dont les éruptions cutanées, les arthralgies, les arthrites citées plus haut constituent des manifestations. C'est là une nouvelle preuve de l'influence toujours croissante des glandes à sécrétions internes sur les altérations de nos tissus.

Il est possible, il est probable même que les docteurs Delacour et Trémolières aient rattaché à l'hypothyroïdie un peu plus de maladies qu'il ne convient. Je fais, par exemple, des réserves formelles pour ce qui concerne l'entérite muco-membraneuse et l'appendicite. Sans insister autrement sur cette dernière affection, je me bornerai à rappeler cette opinion, émise par mon cher et vénéré Maître, Monsieur le Professeur Polaillon, à savoir que l'appendicite était de nature infectieuse, et qu'elle était une conséquence de la grippe. C'est, en effet, à la suite des épidémies de grippe, survenues dans ces dernières années, que les inflammations du diverticule iléo-cœcal sont devenues beaucoup plus fréquentes qu'elles étaient autrefois.

Il est en outre regrettable que nos confrères n'aient pas mis en lumière la différence qui existe entre les tempéraments sanguins et les tempéraments lymphatiques. L'adénoïdisme, le tempérament adénoïdien, qu'est-ce, au fond, sinon ce que j'appelle le tempérament lymphatique ?

A côté de ces individus, n'y en a-t-il pas d'autres, de constitution robuste, vigoureuse, constituant ce que je nomme, à défaut de dénomination plus précise, le tempérament sanguin, et chez lesquels se manifestent de préférence les diverses manifestations de la goutte et du rhumatisme, certaines migraines ?... L'insuffisance thyroïdienne vient se surajouter très souvent, peut-être même généralement à ces états constitutionnels, avec lesquels elle se confond. Mais l'adénoïdisme, pas plus que l'état opposé, n'est pas essentiellement constitué par l'hypothyroïdie. Enfin nos confrères sont exclusifs ; pour eux, l'infection n'est rien ; la lésion thyroïdienne est tout ; ils transfèrent la notion de spécifité des causes déterminantes, qu'ils considèrent comme banales, au tissu qui, selon eux, seul réagit et est ainsi différencié. C'est un retour complet à la vieille théorie humorale. C'est un recul à vingt ans en arrière. Nous ne serons pas aussi absolus. Quoiqu'il en soit, nous constaterons que ces Messieurs ont eu les premiers le très grand mérite de signaler le rôle joué par le corps thyroïde dans la pathogénie des maladies que nous avons signalées. C'est là une notion capitale qui était totalement ignorée avant eux et l'honneur de cette découverte leur revient complètement. Leurs thèses si remarquables à tous les points de vue méritent d'être lues en entier par tous les médecins.

Ainsi donc, qu'il s'agisse de myxœdème opératoire, de myxœdème spontané de l'adulte, de myxœdème infantile, de myxœdème fruste entraînant des végétations adénoïdes, des dermatoses, des arthralgies, des arthrites ankylosantes, certaines migraines... il y a suppression fonctionnelle du corps thyroïde. Que cette glande ait été enlevée, qu'elle soit atrophiée, le résultat est le même ; la fonction est abolie.

Ajoutons qu'en 1895 Baumann a isolé l'iodothyrine, combinaison iodée organique. Ce principe lui-même n'est pas une substance définie. Oswald, dans une série de travaux récents, a isolé de la matière colloïde du corps thyroïde deux substances : la thyréoglobuline, qui peut être iodée ou non iodée, et la nucléoprotéide, qui contient du phosphore. Les produits de secrétion de la glande vasculaire sanguine paraissent jouer un rôle antitoxique ; ils détruisent les substances nuisibles accumulées dans l'organisme.

Qu'il y eut insuffisance thyroïdienne, ces produits de sécrétion font défaut ; l'iodothyrine principalement vient à manquer : les poisons déterminent, suivant le terrain, l'eczéma ou le psoriasis, ou telle autre manifestation de myxœdème fruste.

Si l'hypothyroïdie engendre des symptômes de myxœdème complet ou fruste, l'insuffisance parathyroïdienne permet d'expliquer certains phénomènes d'ordre nerveux que l'on observe parfois dans le cours de ces affections. En 1880, Sandström a démontré qu'il existe de chaque côté, accolées au corps thyroïde, mais un peu au-dessous de lui, deux autres glandes plus petites, les glandes parathyroïdes externes et internes. En 1891, Gley et Moussa nous ont appris que, dans les faits expérimentaux, quand on enlève le corps thyroïde et que l'on respecte les parathyroïdes, l'animal survit ; quand on enlève à la fois le corps thyroïde et les parathyroïdes l'animal meurt rapidement ; après parathyroïdectomie totale, sans ablation du corps thyroïde, il y a mort rapide, avec phénomènes convulsifs, symptômes de tétanie. Lorsqu'après une thyroïdectomie, nous voyons éclater des phénomènes convulsifs, des symptômes de tétanie, nous pouvons être sûrs que le chirurgien a enlevé les parathyroïdes avec la thyroïde. Ainsi les phénomènes nerveux que nous voyons éclater dans le cours d'un myxœdème complet ou fruste, sont dûs en partie à une insuffisance parathyroïdienne. Le traitement opothérapique améliore ou guérit tous ces cas. En fait d'opothérapie, le vieil adage n'a rien perdu de sa valeur : Naturam morborum curiationes ostendunt.

Ainsi, le psoriasis et un certain groupe d'affections qu'il conviendrait d'indiquer et dont il faudrait montrer les causes réelles, peuvent éclater sur un tempérament sanguin, atteint d'insuffisance thyroïdienne.

Ces affections qui sont à tort désignées sous le nom d'affections arthritiques, de même l'eczéma et un certain nombre de maladies, qu'il faudrait nommer, et rattacher à leur véritable origine, peuvent évoluer sur une constitution lymphatique, atteinte également d'insuffisance thyroïdienne. Ces états morbides sont à tort dénommés scrofuleux. L'insuffisance thyroïdienne est le lien qui réunit les deux groupes en apparence opposés.

Notre tâche pourrait être considérée comme terminée. Et cependant je voudrais encore pousser plus loin mes investigations. Par quel mécanisme intime, par quels phénomènes de physiologie pathologique, l'insuffisance thyroïdienne entraîne-t-elle tous ces troubles ? Quelle est la cause de cette hypothyroïdie ? A ces ques-

tions on ne peut faire une réponse ferme. On peut cependant se rattacher à une hypothèse rationnelle et
c'est ce que nous allons vous montrer.

CHAPITRE III.

Nous ne savons rien sur l'étiologie de l'insuffisance thyroïdienne. Par contre nous possédons un certain nom·bre de notions relatives à la pathogénie d'un état morbide diamétralement opposé au précédent, je veux dire l'hypertrophie du corps thyroïde. Résumons-les aussi brièvement que possible et nous verrons qu'elles nous conduiront à une conception rationnelle, à laquelle nous pourrons nous arrêter.

Le myxœdème est lié à l'hypothyroïdie ; il détermine plusieurs symptômes, résultats de l'atrophie glandulaire, tels que le froid, abaissement de la température centrale, sécheresse de la peau. Le goître est l'inverse du myxœdème ; il donne lieu à des phénomènes opposés ; il est la conséquence d'une hypersécrétion thyroïdienne. Et cela est si vrai que, dans d'intéressantes expériences, Messieurs Ballot et Enriquez ont, en injectant de l'extrait thyroïdien. à des moutons, reproduit chez ces animaux un certain nombre de signes du goître exophtalmique. Il n'y a pas seulement hyperthyroïdation ; il y a aussi dysthyroïdation, suivant la théorie de Messieurs Gauthier de Charolles, Renaut et Joffroy, théorie relative au goître endémique. La glande lésée sécrète un produit anormal. Ce produit est-il, comme ces auteurs le pensent, l'iodothyrine modifiée ? Ne peut-il pas y avoir et c'est là une opinion toute personnelle, hypersécrétion de la nucléoprotéide et perversion de la thyréoglobuline, qui perdront son iode ? De là l'action de l'iode dans le traitement du goître. Tout cela s'applique parfaitement aux variétés de goître, désignées sous les noms de : goître simple, goître glandulaire, goître colloïde, et les insuccès complets, sans parler des accidents graves, occasionnés par l'opothérapie thyroïdienne dans ces cas s'expliquent aisément.

Mais, me dira-t-on, le traitement précité a cependant donné des résultats dans certaines variétés de goître et dans certains cas de crétinisme, affection liée intimement à l'hypertrophie de la glande thyroïde.

Mais ces succès ont été vraisemblablement obtenus dans le goître fibreux, là où le tissu scléreux a complètement détruit les éléments glandulaires et aussi dans le crétinisme complet avec atrophie de la glande, maladie qui doit être rattachée au myxœdème. Je suis le premier qui ai émis cette opinion. Kocher, puis Combe de Lausannes se sont étrangement trompés, selon moi, quand ils ont confondu tous les cas de crétinisme avec le myxœdème, et c'est d'ailleurs contre cette interprétation que, restant exclusivement sur le terrain clinique, Bourneville a protesté avec véhémence.

Si du goître ordinaire nous passons au goître exophthalmique, nous voyons que lui aussi résulte d'une sécrétion exagérée et pervertie de la glande thyroïde. « Si l'on pouvait, dit M. Hallion, gémeller deux sujets, l'un basedowien, c'est-à-dire hyperthyroïdé, l'autre myxœdémateux, c'est-à-dire hypothyroïdé, l'équilibre normal se rétablirait dans la constitution de leurs humeurs, dans le fonctionnement de leurs organes » ? C'est précisément à ce résultat que l'on peut parvenir

par la méthode de serothérapie basedowienne imaginée
par MM. Ballet et Enriquez : On pratique la thyroïdectomie complète à des chiens ou mieux à des moutons.
M. Hallion a préparé du sang de mouton éthyroïdé,
conservé grâce à l'adjonction de glycérine ; cette préparation donnée en injection aux basedowiens procure
en général une grande amélioration.

Cette méthode ne réussit plus dans le goître basedowifié, et il n'en saurait être autrement. Lisez ce que
dit Tillaux à propos de cette variété : « Il existe une
tumeur proprement dite plus ou moins volumineuse,
mais bien isolée. C'est par là qu'a débuté l'affection, les
troubles du côté du cou et des yeux sont apparus plus
tard. Il n'y a ni tremblement ni état cachectique. » Et
plus loin : « Je pense d'ailleurs que l'ablation d'une
tumeur du corps thyroïde expose beaucoup moins le
sujet au myxœdème opératoire que celle du corps thyroïde lui-même et par conséquent est moins grave. C'est
là une distinction sur laquelle j'appelle l'attention de
mes confrères de Genève.

Le myxœdème, en effet, paraît résulter de l'extirpa-
tion totale de la glande, et c'est pour en éviter la production que les opérateurs s'efforcent aujourd'hui de
conserver une certaine portion de l'organe. »

Or, poursuit le Professeur, dans le cas particulier
« le tissu glandulaire est refoulé à la périphérie, mais
il n'est pas détruit ; il persiste après l'ablation de la
tumeur et n'en remplit que mieux les fonctions qui lui
sont dévolues. N'est-ce pas ce que nous observons
pour les adénomes de la parotide ? »

Ainsi donc il y a compression, tassement, diminution

du volume par étranglement, et par conséquent hyposécrétion du tissu glandulaire. Quoi d'étonnant si dans
ces conditions l'opothérapie thyroïdienne a donné de
bons résultats, ainsi que M. Pierre Marie nous en a
fourni des exemples. Ce rapprochement entre la clinique et la thérapeutique, rapprochement que j'ai établi
le premier, jette un jour nouveau sur cette question du
goître basedowifié.

Le myxœdème fruste, qui nous occupe, résulte d'une
atrophie du corps thyroïde. Il est tout l'opposé du goître. Il y a hypothyroïdation. Pourquoi n'y aurait-il pas
hyposécrétion de la thyréoglobuline et perversion de
la nucléoprotéide, qui perdront son phosphore ?

L'amélioration des désordres phychiques, des phénomènes de neurasthénie, observés chez des hypothy-
roïdiens, grâce à la médication phosphorée, trouverait
là son explication.

Tel est le mécanisme intime par lequel l'insuffisance
thyroïdienne entraîne les dermatoses, objet de notre
étude.

Serrons le problème de plus près encore.

CHAPITRE IV

Si les deux maladies résultent de modifications physiologiques et anatomiques, diamétralement opposées, survenues dans la même glande vasculaire sanguine, le même contraste doit s'observer dans les causes qui président à leur évolution.

Tout le monde sait que le goître sévit d'une manière toute spéciale dans certaines contrées, et, en particulier, dans les pays montagneux, dans les Alpes, les Pyrénées, les Vosges, dans le Valais, dans la vallée d'Aoste, dans certaines régions de l'Autriche et de la Saxe. Chose remarquable, dans ces régions, les animaux eux-mêmes sont atteints de goître.

C'est à l'ingestion des eaux du pays qu'est due l'affection. Celle-ci atteint les individus qui boivent l'eau de certaines sources. « Saint-Lager démontre que l'élément dangereux de l'eau se dépose par le repos et que l'eau décantée est inoffensive. L'ébullition de l'eau corrige aussi ce défaut, ainsi que Saint-Lager et Kocher le démontrent. Enfin la filtration de l'eau par un filtre d'amiante ou de porcelaine produit le même résultat. En résumé, assurer dans les pays contaminés de goître ou de crétinisme de l'eau ne causant pas le goître ou bien cuire et filtrer l'eau dangereuse, tels sont les moyens à employer contre le goître endémique. » (Combe de Lausanne.)

L'hypertrophie de la glande thyroïde, qu'il s'agisse

de goître endémique ou de goître isolé sporadique, résulte donc d'une intoxication de la glande vasculaire sanguine, sous l'influence de la qualité défectueuse des eaux de la localité. Pourquoi donc l'atrophie de l'organe ne serait-elle pas due, elle aussi, à la qualité défectueuse des eaux de la localité, qualité diamétralement opposée à celle qui engendre le goître ? Pourquoi ne pas faire entrer aussi en ligne de compte les mauvaises conditions géologiques du sol, en un mot l'état défectueux du milieu où vit l'intoxiqué ?

Je vois encore un argument favorable à la thèse que je soutiens dans ce fait que la plupart du temps les premiers troubles du myxœdème infantile se manifestent seulement après le sevrage, au moment par conséquent où l'on cesse le régime lacté, où l'on donne à l'enfant la même boisson, la même nourriture qu'à l'entourage.

CHAPITRE V

Il ressort de cette étude que le psoriasis et l'eczéma sont dus à des intoxications tantôt endogènes, tantôt exogènes. Le premier est l'apanage des tempéraments sanguins, atteints d'insuffisance thyroïdienne. Le second se développe chez les tempéraments lymphatiques, atteints d'insuffisance thyroïdienne. Ceux-ci constituent les adénoïdiens des docteurs Delacour et Trémolières.

Ces notions nous conduisent à un traitement rationnel et réellement efficace dirigé contre les deux dermatoses.

A

Traitement de l'eczéma.

1º

Bien que la médication interne doive avoir le pas sur le traitement externe, vous vous garderez bien de négliger celui-ci. Il vous donnera toujours de bons résultats, et, comme il est facile de le prévoir, il réussira surtout quand il y a intoxication exogène.

Quand l'inflammation est très vive, appliquez des cataplasmes de fécule de pommes de terre et recourez aux bains d'amidon. Quand l'inflammation s'est calmée ou quand d'emblée elle est modérée, bornez-vous dans le cours des vingt-quatre ou quarante-huit premières heures, à faire enduire les parties malades de vaseline stérilisée, pendant la nuit seulement. Recouvrez les tissus imprégnés du corps gras à l'aide d'un linge. Si les mains sont atteintes, protégez-les avec des gants de peau. De cette manière, la vaseline restera sur les points où elle a été appliquée et elle ne sera pas enlevée par le frottement des draps et autres objets de literie. Vous commencez enfin le traitement actif.

Tous les soirs, le malade fera d'abord une application de vaseline stérilisée, qu'il gardera vingt minutes environ et qu'il enlèvera ensuite à l'aide d'un linge fin le plus complètement possible. Cet emploi de la vaseline a pour but de détacher absolument les squames, les pellicules, les débris épidermiques de toutes sortes, de telle façon que le corps gras curateur puisse se trouver directement en contact avec les tissus sur lesquels il doit agir. C'est pour avoir négligé cette précaution que les malades voient échouer très souvent les médicaments qui leur ont été prescrits.

Vous aurez recours alors à la *pommade de Lassar*, qui sera gardée toute la nuit. Cette préparation doit toujours être de date récente ; car elle s'altère très rapidement et est alors plus nuisible qu'utile. C'est surtout dans le traitement de ces dermatoses que le médecin doit être secondé par un excellent pharmacien.

Le lendemain matin, on enlève la pommade. Puis on fait une nouvelle application de vaseline stérilisée, pour faire disparaître les traces de la pommade, qui s'est en quelque sorte incrustée dans les tissus. On lave avec un tampon d'ouate hydrophile, trempée dans l'eau bouillie chaude. On sèche. Pendant la journée on saupoudre, plusieurs fois, les parties avec une poudre : amidon, talc... Mais c'est au sous-nitrate de bismuth qu'il faut donner la préférence. Si les démangeaisons sont intolérables, on fera, pendant trois ou quatre jours seulement, des lavages avec une solution de cocaïne à trois ; our cent, et on appliquera des bandes de caoutchouc vulcanisé !

A la fin du traitement externe, quand il y a lieu de supprimer la *pommade de Lassar*, on termine par de nouvelles applications de vaseline stérilisée pendant les derniers jours.

2°

La médication interne a surtout pour but de combattre l'intoxication endogène. Vous interdirez à votre malade l'usage des crustacés, des mollusques, du poisson de mer, de la charcuterie, du gibier. Vous l'obligerez à s'abstenir de liqueurs, de thé, de café. Vous l'inviterez à boire modérément, et à mouiller son vin avec beaucoup d'eau. Il est bien entendu qu'il aura une vie calme et régulière, et qu'il évitera toute émotion, tout chagrin, toute cause morale provocatrice, dans la mesure du possible. L'hygiène physique et morale joue ici, comme ailleurs, un rôle capital. Mais voici la médication curative. *On prendra, matin et soir, longuement délayée dans un quart de verre d'eau, une cuillerée à café abrasée de la Poudre anti-eczémateuse du Docteur Weber.* L'emploi de cette poudre sera continué pendant un certain nombre de jours. On le suspendra pour le reprendre, et ainsi de suite, jusqu'à guérison.

Il est évident qu'il n'y a pas de loi absolue, ni même générale. La conduite à tenir varie avec chaque cas particulier. C'est ici que se montrent surtout le tact et l'expérience du praticien. Je ne m'attarderai pas à vous donner ici la formule de cette poudre, pas plus que celle de la pommade. Vous les trouverez aisément dans les journaux médicaux. Il sera d'ailleurs toujours facile de se les procurer dans beaucoup de pharmacies de Paris. Mais ce que je puis vous affirmer, c'est que dans la majorité des cas où elles ont été employées, soit par le confrère qui le premier a introduit l'usage de cette poudre dans la thérapeutique, soit par moi-même, soit par trois autres collègues, des succès véritablement merveilleux ont été obtenus.

Dans la minorité des cas où il y a eu un échec, il a suffi, pour obtenir la guérison, de recourir à la seconde partie du traitement, qu'il me reste désormais à vous exposer. Loin de moi d'ailleurs la prétention de soutenir que tous les cas soient justiciables de cette même méthode. En thérapeutique surtout, il n'y a rien d'exclusif. Il est bien possible, je dirai plus, il est probable que l'on observera des échecs dans un certain nombre de cas. Mais ce que je tiens seulement à démontrer, c'est que la médication réussit fort bien dans un grand nombre de circonstances.

3°

Supposons que notre lutte contre l'intoxication, tant endogène qu'exogène, ait été tout à fait vaine. Nous pouvons alors diriger nos attaques contre le tempérament lymphatique. Nous recommanderons l'usage de la viande, et surtout des viandes saignantes, pas trop cependant ; car il ne faut pas favoriser l'insuffisance thyroïdienne. Un régime mixte, à la fois carné et végétal, conviendra très bien. Je n'insisterai pas sur le régime et la médication tonique et reconstituante, que tout le monde connaît, et qui d'ailleurs doit toujours suivre la période de traitement décrite plus haut.

Je signalerai cependant les bons résultats obtenus par l'emploi du phosphore. Ce médicament me semble plutôt agir contre l'insuffisance thyroïdienne que contre le lymphatisme. Il me paraît remédier à la perversion de la nucléoprotéide, qui récupère ainsi le phosphore qui lui manque. Il faut être très prudent avec les enfants. Chez eux on ne dépassera pas la dose de un milligramme dans les vingt-quatre heures. On formulera la solution suivante :

Huile phosphorée au millième...... 10 grammes.
Huile d'amandes douces......... 90 grammes.

Une cuillerée à café matin et soir (une cuillerée à café contient un demi milligramme de phosphore).

4°

Enfin, en cas de nouvel insuccès, après avoir laissé

reposer le malade pendant quelques semaines, on le soumettra à l'opothérapie thyroïdienne en se conformant aux règles que nous allons exposer un peu plus loin. Toutefois, étant donnée la nature de la constitution, on sera moins sévère dans l'application du régime. On ne supprimera pas complètement l'usage de la viande.

Dans le psoriasis, le traitement doit être dirigé à la fois contre le terrain et le myxœdème fruste. Le régime modifiera à la fois le tempérament sanguin et l'insuffisance de la glande vasculaire sanguine. On supprimera complètement la viande. On tolèrera le bouilli sans bouillon. On proscrira les liqueurs, le café, le thé. On recommandera de boire avec modération, et de mettre beaucoup d'eau dans le vin. On prescrira le lait, les soupes et pâtes alimentaires au lait, les féculents sous toutes les formes, et notamment sous forme de purées, les légumes verts, les nouilles, le macaroni, la salade, les fruits. Au bout d'un certain temps on tolèrera la viande, mais à un repas seulement.

On devra surtout recourir à l'opothérapie thyroïdienne. Ici elle occupe le premier plan. Car c'est elle qui donne des résultats très remarquables. Employez surtout les cachets nº 1 préparation de Gaud. Ils sont dosés à dix centigrammes de principe actif.

On peut aussi donner les tablettes de Gaud. On prescrira chez l'adulte trois ou quatre cachets ou tablettes par jour. On commencera par des doses faibles, un à deux cachets. La dose sera réduite chez l'adolescent.

On pourra aussi recourir à une médication plus active encore et donner les pastilles ou comprimés, préparation nᵒ 2 de Gaud. Ils sont dosés à vingt-cinq centigrammes. La dose utile est de vingt-cinq à soixante-quinze centigrammes, une à trois pastilles chez l'adolescent. Elle est de vingt-cinq centigrammes à deux grammes chez l'adulte.

Il faut commencer par des doses faibles et tâter la susceptibilité du malade. On augmentera les doses progressivement. Au bout de quatre ou cinq jours, le traitement doit être suspendu. Pause de même durée. Puis le traitement est repris. Après une première période, on laisse reposer le malade. Puis on recommence une deuxième série, et, si c'est nécessaire, une troisième.

Il faut avant tout éviter l'intoxication. Le meilleur criterium est, pour cela, l'état de la température du corps, qui doit se maintenir entre 36°5 et 37°5.

Comme traitement externe, on emploiera la pommade de Lailler. On prescrira simplement un gramme de principe actif et, si c'est nécessaire, on ira jusqu'à deux et trois grammes. On aura soin de faire précéder et suivre l'application de la pommade d'une onction avec la vaseline stérilisée, et on se conformera aux règles énoncées plus haut à propos de la pommade de Lassar.

Ainsi Pasteur et ses élèves nous ont appris que toute maladie reconnaît comme origine deux facteurs : un facteur de premier ordre, un micro-organisme spécifique ; un facteur de second ordre, le terrain, sur lequel agit ce micro-organisme. D'autre part, les recherches de ces dix dernières années nous ont appris le rôle pas même soupçonné jusqu'alors des glandes vasculaires sanguines. Toutes ces notions, méditées et reliées entre elles, nous permettent de savoir, sinon dans leurs infimes détails, du moins dans leur ensemble, la pathogénie de deux dermatoses, et ces connaissances ont comme résultat un traitement curateur de ces deux affections, jusque-là rebelles à la thérapeutique. Le champ des résultats que l'on peut obtenir par cette méthode est plus vaste encore. Je vous le démontrerai ultérieurement. Dans une troisième brochure, que j'ai l'intention de mettre bientôt sous vos yeux, je vous prouverai que l'on arrive de la même façon et dans tous les cas à des résultats plus beaux encore que ceux obtenus dans le traitement des maladies de peau. Vous verrez comment on arrive à faire disparaître en trois semaines l'albumine, quand elle se montre dans le cours de la grossesse, ou quand elle est consécutive à une maladie générale, comme la scarlatine, la grippe, l'érysipèle, etc... Je me propose aussi de dire comment dans des cas d'urémie tout à fait désespérés, des malades ont pu être arrachés au coma par une injection hypodermique d'une solution préparée par Viala. Enfin c'est sur les mêmes principes qu'est basé le traitement de la coqueluche par la potion de Gaud.

En définitive, l'étude approfondie des glandes nous a donné jusqu'ici des notions importantes : elle nous réserve encore bien des surprises et elle est appelée à nous rendre de très grands services. Aussi, pour terminer cette étude, que je me suis efforcé de restreindre dans la mesure du possible, je ne puis mieux faire que de citer les paroles par lesquelles M. le Professeur Raymond terminait une de ses dernières leçons cliniques : « On peut donc affirmer sans exagération que la découverte des effets physiologiques, pathogéniques et thérapeutiques de ces glandes internes comme on appelle encore les organes thyroïdiens, constitue une des plus belles acquisitions de la médecine dans ces dix dernières années. Elle nous a expliqué le mode de production et les liens intimes d'une série d'états pathologiques qui jusque-là s'offraient à nous comme autant d'énigmes ; elle nous a fourni les moyens de les guérir ; elle a ouvert à nos espérances des horizons nouveaux ».

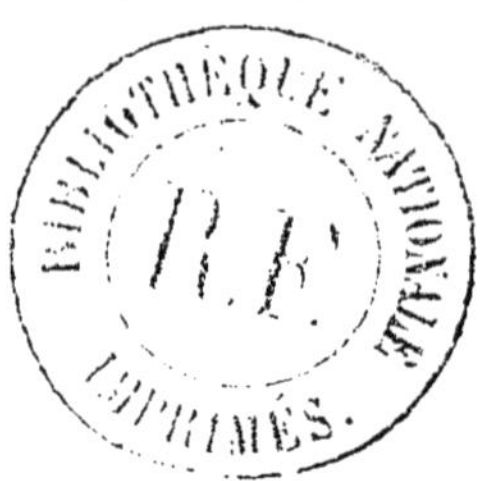